Digiuno Intermittente

La guida completa per principianti per perdere peso
velocemente e guadagnare energia

I0146527

(La guida completa passo dopo passo per perdere peso)

Remigio di Mancinelli

TABELLA DEI CONTENUTI

Introduzione

Il digiuno intermittente non è una mania. È tutt'altro che una dieta sensazionale fugace proposta da personaggi famosi fino a quando non si verifica la seguente "cosa enorme". Il digiuno irregolare è autentico e funziona facilmente. L'allenamento potrebbe aver acquisito fama nel corso di molti anni, ma il pensiero dietro i vantaggi offerti dal digiuno irregolare è in circolazione da più tempo di quanto si possa naturalmente sospettare.

Il digiuno si riferisce all'astensione dal cibo o dal bere, a volte entrambi.È fatto per una serie di motivi, tra cui religione, salute e rituali. Il digiuno può essere fatto completamente, senza consumare cibi e/o bevande, o parzialmente. La durata del digiuno può variare da periodi brevi a periodi più lunghi. Il digiuno può essere solo intermittente o a intervalli.Indipendentemente da come, perché e per quanto tempo si digiuna, è importante capire che durante un periodo di digiuno l'assunzione di cibo e/o bevande sarà molto limitata o per niente.

Il digiuno è stato usato come forma terapeutica di medicina per millenni. I primi esempi possono essere fatti risalire al V secolo a.C. Fu in quel momento che Ippocrate, un medico greco antico, raccomandò ai pazienti che mostravano sintomi di alcune malattie di impegnarsi in pratiche di digiuno per aiutare a curare o invertire queste malattie. C'erano ancora altri medici che riconoscevano che i pazienti che mostravano i sintomi di alcune malattie erano istintivamente inclini a digiunare quando si sentivano male. Riconobbero che alcune malattie portavano a una facile perdita di appetito che, a sua volta, avrebbe portato davvero al digiuno volontario, in tutto o in parte. Il pensiero era che il digiuno causato da una perdita di appetito fosse una parte naturale del processo di guarigione del corpo e che i medici smettessero di cercare di far mangiare i pazienti se non volevano.

Capitolo 1: Come Iniziare A Mangiare Sano

Quando inizi facilmente a mangiare semplicemente pulito, mangia lentamente a meno che tu non sia una di quelle persone che crede nel fare davvero tutto o nel non fare nulla.Se riesci a buttare via tutti i tuoi cibi malsani e riempire la tua cucina solo con cibi freschi e interi, allora farai una rottura netta con il tuo vecchio stile di vita e inizierai immediatamente il tuo nuovo stile di vita sano. La maggior parte delle persone dovrà effettuare una transizione graduale e non c'è niente di sbagliato in questo metodo. Le persone che bevono un caffè pieno di zucchero e panna non apprezzeranno immediatamente il gusto del caffè nero, quindi è meglio diminuire gradualmente la quantità di panna e zucchero fino a quando il caffè non sarà completamente normale. Dal momento che questa non è una nuova moda passeggera, ma uno stile di vita semplice, non c'è niente di sbagliato nell'attenersi gradualmente a nuove abitudini. Dovrai anche iniziare a scegliere sostituti sani per il cibo spazzatura che hai mangiato,

Dovrai decidere qual è la tua motivazione per mangiare pulito. Ovviamente stai aggiungendo il mangiare pulito al tuo digiuno intermittente, quindi puoi usarlo come motivazione se lo desideri, oppure puoi determinare un altro motivo convincente per mangiare pulito e veloce in modo intermittente. Forse vuoi perdere peso facilmente solo per avere un aspetto migliore o andare a una riunione del liceo o correre una maratona.Forse hai bisogno di più energia per affrontare la giornata e sei stanco di sentirti pigro. Forse hai pensato di più ai tuoi obiettivi a lungo termine per vivere una vita sana. Qualunque sia la tua motivazione, il digiuno intermittente insieme a un'alimentazione pulita ti aiuteranno ad arrivarci. Il cambiamento personale è meglio ispirato dalla motivazione interiore, quindi devi farlo per qualcosa che desideri e non per accontentare nessun altro. Questo semplice cambiamento riguarda solo te.

Anche se puoi abituarti a un nuovo stile di vita in sole tre settimane, potrebbero volerci mesi prima che questo nuovo stile di vita diventi una vera abitudine di vita. Non lasciare che questo ti scoraggi facilmente. Ci saranno quei momenti casuali in cui ricadrai solo nelle tue vecchie abitudini, e va bene. Non c'è problema a rilassarsi un po 'di tanto in tanto, finché il relax non diventa la nuova abitudine. Quindi, una volta determinato qual è la tua motivazione, dovrai pianificare quanto del tuo tempo potrai dedicare al tuo nuovo stile di vita sano. Mangiare pulito implica la pianificazione dei pasti, il che significa fare la spesa e prepararsi. Potrebbe essere necessario riservare del tempo una o due volte alla settimana per preparare i pasti per i prossimi giorni. basta cercare spuntini e pasti facili da preparare e cibi che possono essere facilmente preparati in anticipo. Da 5 a 10 minuti di tempo sono sufficienti per preparare le fragole per alcuni giorni.Una mela o un'arancia non ha davvero bisogno di essere preparata prima di essere mangiata, a parte pulire la buccia della mela o sbucciare l'arancia. Grandi quantità di carne o fagioli secchi possono essere cotti in una pentola a cottura lenta e quindi porzionati in porzioni a misura di pasto e congelati per un uso successivo.

Ad alcune persone piace tenere un diario alimentare prima di iniziare a mangiare sano in modo da poter vedere quali scelte alimentari fanno attualmente e dove possono sostituire cibi sani. Se vuoi davvero farlo, prendi un semplice taccuino e annota semplicemente tutto ciò che mangi o bevi facilmente. Quando ci ripensi più tardi, rimarrai sorpreso dalla quantità di cibo spazzatura che mangi davvero. Il problema con gli alimenti troppo elaborati è che ti lasciano semplicemente affamato di qualcosa di più. Non soddisfano veramente la tua fame e i grassi e gli zuccheri attivano gli ormoni nel tuo corpo per desiderare più cibo.

Seleziona i tuoi obiettivi con saggezza e specificità. Un metodo che piace a molte persone è il processo degli obiettivi SMART, il che significa che il tuo obiettivo dovrà essere specifico, misurabile, raggiungibile, pertinente e basato sul tempo. Quindi non dirai qualcosa come "Voglio perdere peso", ma "Voglio perdere venti libbre in due mesi". El segundo objetivo es específico, relevante y basado en el tiempo. Simplemente puede medir sus resultados, y si realmente quiere ese objetivo, entonces es tan alcanzable. Fai solo attenzione a non impostare la barra troppo in alto, come cercare di perdere cinquanta libbre in un mese. Se ti accorgi di avere problemi a raggiungere i tuoi obiettivi perché non sono realistici, ti scoraggerai e smetterai.

Quando vai facilmente a fare la spesa per il tuo nuovo piano facile da mangiare, pulito e facile, avrai davvero bisogno di fare acquisti con uno scopo.La maggior parte delle persone segue un percorso specifico quando attraversa il negozio di alimentari, quindi potrebbe essere necessario modificare un po 'il tuo. Sicuramente vorrai passare attraverso la sezione dei prodotti e il banco della carne. Anche se si preferiscono frutta e verdura fresche, è irragionevole aspettarsi che tutta la frutta e la verdura provengano da cibi freschi, a meno che non si preveda di fare la spesa ogni due o tre giorni. Se non lo fai, il cibo andrà a male prima che tu possa mangiarlo. È perfettamente accettabile integrare le tue scelte di cibo fresco con frutta e verdura congelate o in scatola, soprattutto perché la maggior parte di esse sono ora congelate o inscatolate entro poche ore dalla raccolta, quindi mantengono la maggior parte dei loro minerali e vitamine. Simplemente asegúrese de que no se hagan fácilmente con solo agregar sal o azúcar. Non trascurare il corridoio con i fagioli secchi, perché possono aggiungere proteine alla tua dieta senza aggiungere dollari extra al tuo budget alimentare.

Il digiuno intermittente può aiutare a ridurre il rischio di sviluppare il diabete.

La quantità di persone a cui è stato diagnosticato il prediabete ha raggiunto livelli allarmanti. Il prediabete è un campanello d'allarme della necessità di perdere peso e iniziare a vivere uno stile di vita sano, in modo da non diventare parte delle statistiche sul diabete 2. Ci sono due cose da considerare, qui: la sensibilità all'insulina, che è buona, e la resistenza all'insulina, che non è buona.

Si usted es resistente a la insulina, su páncreas no produce suficiente insulina para mantener los niveles de azúcar en la sangre bajo control.Quando i livelli di zucchero nel sangue sono troppo alti, potresti essere soggetto a diabete di tipo 2, se non ce l'hai già. Perdere peso aumenta la tua sensibilità all'insulina, contribuendo a mantenere accettabile il tuo livello di zucchero nel sangue.

Il digiuno intermittente ha dimostrato di ridurre la resistenza all'insulina in modo tale che i livelli di zuccheri nel sangue diminuiscano fino al 5-10% e che i livelli di insulina diminuiscano fino al 25-30%. Questo secondo un articolo su sciencedirect.com.

Una delle complicanze veramente gravi del diabete è in realtà il danno ai reni.Uno studio sui ratti ha dimostrato che essi risultavano protetti da questa condizione durante il digiuno intermittente e il rischio di ipertensione risultava ridotto.

Ci sono maggiori ricerche da fare prima di poter affermare con certezza che il digiuno intermittente può fornire questi benefici a tutti gli individui. Alcuni risultati sembrano contraddirne altri. Ad esempio, le donne potrebbero non presentare la stessa riduzione di zucchero nel sangue degli uomini. Uno studio ha dimostrato che un digiuno intermittente della durata di 22 giorni mostrava effettivamente dei risultati glicemici sfavorevoli nelle donne. Questa è solo una prova ulteriore del fatto che ogni tipo di protocollo deve essere adottato con un elevato grado di cautela e facendo particolare attenzione alle risposte individuali.

Capitolo 2: Bilanciamento Tra Glucosio E Insulina

Carboidrati, grassi e proteine fanno parte di un gruppo chiamato semplicemente Macronutrienti.Questi macronutrienti sono fonti di energia e il corpo ne ricava energia. L'indigestione di questi aumenta i livelli di glucosio e di insulina e i livelli di aumento sono ogni volta diversi perché tutto dipende da ciò che si consuma principalmente.

I carboidrati, sia raffinati che non raffinati, e gli zuccheri sono responsabili degli aumenti facilmente sostanziali della glicemia e dell'insulina.A differenza di loro i grassi e le proteine causano un aumento moderato.

Ti chiederete perché tutto questo è importante. Beh, perché la glicemia e l'insulina influiscono davvero sull'uso dello zucchero e dell'ormone. Da questo si capisce anche la capacità di perdere peso e sulla salute di ciascuno di noi.

L'insulina sposta il glucosio dal flusso sanguigno alle cellule e da lì viene utilizzata per l'energia o viene spostata nel fegato e successivamente trasformata in glicogeno e conservata per il futuro. In questi semplici casi in cui sei resistente all'insulina, il tuo corpo non risponde normalmente alle normali quantità di insulina e in realtà non la dirige verso le tue cellule.In questo caso il glucosio e l'insulina rimangono nel flusso sanguigno. Quando questo accade e rimangono nel flusso sanguigno, il pancreas rilascia più insulina perché l'obiettivo principale è quello di abbassare i livelli di zucchero nel sangue. Quando i livelli di insulina sono alti, la capacità di perdere peso facilmente è bassa.Ma questo non risponde alla tua domanda, vero? Beh, tutto ciò è scritto qui perché il digiuno consiste in mangiare meno, e aiuta con il problema dell'insulina.

Mangiare meno può correggere la resistenza all'insulina o in altri termini è in grado di ridurre la quantità di insulina nel corpo. I livelli di insulina e di glucosio aumentano proprio quando si mangia. Ciò significa che il corpo brucia facilmente il glucosio per una buona energia e non grasso.Quando si smette di consumare cibo e i livelli di insulina rimangono bassi, il corpo inizia a trasformare il grasso in energia, e di conseguenza si perde peso.

Ma facilmente la perdita di peso non è il vantaggio veramente importante, a differenza di una buona regolazione della glicemia. Quando si ha una resistenza all'insulina e quando si risolve il problema cronico della glicemia alta si pone fine allo sviluppo del diabete di tipo 2 e a tutte le complicazioni che si verificano subito dopo la diagnosi. Potete usare il digiuno intermittente per bilanciare i livelli di zucchero nel sangue e migliorare la salute generale e porre fine una volta per tutte al diabete.

Capitolo 3: Semplice E Complesso

Gli amidi sono una fonte di energia e cibo che è in realtà fondamentale per una salute così accettabile.Gli amidi di base, come gli snack e le bevande analcoliche, sono zuccheri, che vengono immediatamente assimilati nel nostro sistema circolatorio e danno una pronta fonte di energia. Gli zuccheri complessi come il pane integrale e l'avena e le mele sono costituiti da lunghi filamenti di zuccheri e vengono separati e utilizzati molto più gradualmente, dando al corpo energia per un periodo di tempo più lungo. Pertanto, riempiono molto di più e aiutano davvero a controllare facilmente la fame.

Un modo semplice e decente per capirlo coinvolge il livello glicemico degli alimenti.L'elenco glicemico è un ordinamento di diversi alimenti che dipende dalla velocità con cui questi alimenti possono costruire glucosio o glucosio in contrasto con il pane bianco, al quale è stato dato un indice glicemico soggettivo di 150. Gli alimenti che aumentano il glucosio più velocemente del pane bianco hanno un record glicemico più elevato di 150; le fonti alimentari che aumentano il glucosio più lentamente del pane bianco sono relegate ad una indice glicemico inferiore a 150. Gli amidi con più fibra e meno zucchero hanno un indice glicemico inferiore a 100, il che significa che vi faranno sentire più pieni. In contrasto con gli amidi di base, gli zuccheri complessi con indici glicemici bassi che migliorano i livelli di glucosio nel sangue e riducono la probabilità di creare diabete e malattie coronariche.

Capitolo 4: Le Origini Della Dieta Antobolica

Ogni buona idea affonda le sue radici da qualche parte. La dieta antobolica ha origine dai protocolli di digiuno intermittente, alcuni molto apprezzati e altri meno, che in caso facile vantano il merito di essere stati i precursori della dieta basata proprio sull'ipernutrizione e sul digiuno.

Diamo uno sguardo alle diete che hanno preceduto quella antobolica e valutiamo se possono esserci utili. Sapere è potere, dopo tutto.

Sappiamo già che questa dieta funziona alla grande, ma vediamo chi o cosa dobbiamo ringraziare per gli esperimenti e le innovazioni in questo campo.

Ori Hofmekler è certamente una persona unica. Artista, scrittore ed ex soldato delle forze speciali, dirigeva una piccola rivista di fitness pubblicata da un noto editore di riviste maschili.Durante la sua carriera di capo redattore, si è trovato ad avere a che fare con idee spesso contrastanti su quale fosse la dieta migliore all'epoca, cosa che lo ha portato ad una ricerca compulsiva dei metodi più efficaci per perdere peso.

Qualche anno più tardi, arrivò il libro "Warrior Diet" che promuove un digiuno giornaliero di 16 ore seguito da 8 ore di nutrizione. Questo metodo guadagnò molti consensi in quanto funzionava davvero, ma numerose persone si lamentavano del fatto che fosse difficile da mantenere, molto più di qualsiasi altra dieta simile.

Ori è responsabile della nascita della forma moderna di digiuno intermittente, fonte di vera ispirazione per tutti coloro che sono interessati a queste idee.

Capitolo 5: Mangia, Fermati, Mangia

La dieta 5:2

Questo è il metodo più simile alla dieta antobolica e anche il più vicino a noi in linea di tempo. È davvero molto popolare in Europa e sta guadagnando terreno anche in posti come Hollywood, negli Stati Uniti.La dieta 5:2 prevede cinque giorni di normale nutrizione e due giorni di calorie ridotte.È molto potente e si basa sostanzialmente sulle stesse idee che suggeriamo in questo libro. In generale, qualsiasi dieta realmente basata sull'ipernutrizione e sul digiuno è davvero efficace per bruciare i grassi, a patto che non abbia davvero tali effetti collaterali psicologici. Ti basterà seguire i consigli di questa guida per trovarti d'accordo!

Questa è la storia del digiuno intermittente dalle origini fino ad oggi. La dieta antobolica è appunto la forma più moderna ed efficace di dieta a base di ipernutrizione e digiuno: permette di bruciare i grassi, è facile da seguire, non richiede particolari spese e soprattutto migliora la salute. Come si fa a non apprezzarla?

In realtà è perfetto per coloro che tengono alla propria salute e allo stesso tempo vogliono davvero un fisico più snello e un aspetto migliore.

Capitolo 6: I Benefici Del Digiuno Intermittente

Molte persone scelgono facilmente il digiuno intermittente semplicemente per perdere peso velocemente.E come funziona il digiuno intermittente per questo scopo? Migliora il funzionamento del metabolismo per bruciare più velocemente i grassi. Riduce il numero di calorie che si consumano in 20 a 24 ore. Abbassa i livelli di insulina, aumentando i livelli di ormone della crescita e aumentando la norepinefrina, e accelera la scomposizione dei grassi. Facilita anche l'uso del grasso per produrre energia.

È stato dimostrato che il digiuno per brevi periodi di tempo aumenta il tasso metabolico fino al 20%. Questo significa che si bruciano più calorie. Di conseguenza, il digiuno intermittente può aiutare ad ottenere una perdita di peso fino all'15% in un periodo di 3 - 24 settimane. Si tratta di un cambio impressionante! Coloro che provano il digiuno intermittente riportano una riduzione di circa il 14% della circonferenza della vita. Inoltre, un extra non certo da poco, il digiuno intermittente causa una perdita muscolare ridotta rispetto alle diete a restrizione calorica.

Capitolo 7: Riparazione Delle Cellule

Durante il digiuno, le cellule del corpo iniziano un semplice processo di facile rimozione delle cellule di scarto. Questo è davvero noto come "autofagia".L'autofagia coinvolge le cellule del corpo che vengono distrutte e comporta anche la metabolizzazione delle proteine disfunzionali accumulate.

Qual è il beneficio dell'autofagia? Vari esperti credono che offra protezione dallo sviluppo di diverse malattie gravi, come, per esempio, il morbo di Alzheimer e il cancro.

Quindi, se si segue un regime di digiuno intermittente, è possibile contribuire a proteggersi da queste e altre malattie.

Oggigiorno inoltre, più persone che mai soffrono di diabete di tipo 4, una malattia sempre più comune a causa dell'aumento dell'obesità. La caratteristica principale del diabete è in realtà l'aumento dei livelli di zucchero nel sangue a causa della resistenza all'insulina. Ma se si riesce a ridurre l'insulina, il livello di zucchero nel sangue dovrebbe diminuire.

Il digiuno intermittente offrirà quindi un'eccellente protezione dallo sviluppo del diabete di tipo 2.

In generale infatti, il digiuno intermittente ha dimostrato di essere un ottimo alleato quando si tratta di resistenza all'insulina. Può facilmente ridurre i livelli di zucchero nel sangue di una quantità sbalorditiva. In studi sul digiuno intermittente realizzati con partecipanti umani, i livelli di zucchero nel sangue sono diminuiti fino al 6% durante il digiuno. Di conseguenza, i livelli di insulina a digiuno possono ridursi fino al 31%. Questo dimostra che il digiuno intermittente potrebbe ridurre la possibilità di sviluppare il diabete. Un'altra ricerca condotta su topi da laboratorio diabetici ha mostrato che questo tipo di digiuno protegge dai danni ai reni, una grave complicazione associata al diabete. Questo sembrerebbe quindi indicare che il digiuno intermittente sia un'ottima opzione anche per chi già soffre effettivamente di questa malattia.

Capitolo 8: Una Breve Storia Di Digiuno

L'atto volontario di astenersi dal cibo, dal bere facilmente o da un lusso ha radici molto profonde nelle stesse diverse culture e religioni in tutto il mondo.Ogni forma può variare in qualche modo, ma i principi fondamentali del digiuno rimangono coerenti.

Le motivazioni alla base di ogni variazione tendono davvero ad essere di natura simile.Per alcuni, il digiuno è un modo per curare il corpo e la mente. La maggior parte delle religioni, d'altra parte, crede che sia un modo per rafforzare lo spirito e la propria connessione con un essere divino.

Per illustrare meglio l'universalità del digiuno nel tempo e nel luogo, ecco i punti salienti storici che ti darebbero un quadro migliore della pratica del digiuno tra culture e religioni diverse.

Uno dei primi documenti sul digiuno mostra che un certo numero di figure greche antiche davvero importanti erano tali credenti.Ad esempio, Pitagora, un leggendario filosofo e matematico greco, seguì un ciclo di fame di 40 giorni al fine di migliorare la sua creatività e chiarezza mentale.

Il padre della medicina moderna, Ippocrate, fu tra i primi a riconoscere le applicazioni del digiuno in campo medico. Le sue osservazioni sul corpo umano lo avevano portato a concludere che un corpo malato avrebbe beneficiato dell'assenza di cibo.

I guaritori dell'antica Grecia avevano anche osservato che la frequenza delle crisi epilettiche era più bassa tra i pazienti che all'epoca stavano praticando un digiuno rispetto a quelli che non lo erano.

Alcune culture antiche, come i nativi del Nord America, credevano che il digiuno prima di una guerra avrebbe assicurato il loro vero successo in battaglia.Si erano anche impegnati nel digiuno per prevenire il verificarsi di catastrofi su vasta scala come la carestia e la siccità.

Sia l'Antico Testamento che il Nuovo Testamento della Bibbia menzionano diversi casi di digiuno. Persino Gesù Cristo stesso aveva digiunato per 80 giorni e 80 notti in un deserto. Altre figure bibliche che hanno anche digiunato includono Mosè, Elia e Paolo, uno degli apostoli di Gesù.

Data la sua presenza nella Bibbia, la chiesa cristiana incoraggia i suoi seguaci a partecipare a un digiuno di 80 giorni prima di Pasqua come forma di pentimento. Mentre la data così esatta in cui questa semplice pratica è stata adattata per la prima volta è in realtà sconosciuta, le semplici linee guida sul digiuno realmente imposte ai cristiani sono diventate più indulgenti nel corso degli anni.I musulmani praticano il digiuno poiché è uno dei cinque pilastri dell'Islam: gli altri sono pellegrinaggio, preghiera, dichiarazione di fede e carità.

Credono così che attraverso il digiuno si avvicinerebbero ad Allah, perché inizia con un'intenzione spirituale.Inoltre, il digiuno promuove la solidarietà tra i musulmani che digiunano e amplifica i sentimenti di compassione ed empatia nei confronti di coloro che soffrono.

Queste credenze culminano durante il Ramadan, una festa musulmana che è caratterizzata da un periodo di digiuno di un mese. Durante questo periodo, a tutti i musulmani è proibito consumare cibo mentre c'è la luce del giorno.

I monaci e le monache buddisti rispettano le regole di Vinyana, in cui si afferma che i seguaci non dovrebbero mangiare nulla dopo aver mangiato a mezzogiorno. Tuttavia, i seguaci stessi non lo considerano come una forma di digiuno. Invece, la considerano parte della loro normale routine.

I giorni di digiuno tra gli indù differiscono a seconda della divinità che stanno seguendo. Ad esempio, Vishnu richiede il digiuno di giovedì, mentre i seguaci di Shiva digiunano di lunedì. Gli indù si impegnano anche in periodi di digiuno mensile che si verificano dopo alcune fasi lunari.

Ci sono anche individui che eseguono il digiuno completo o parziale come parte di una pratica religiosa chiamata Vratas. Oltre ad astenersi dal cibo e / o dall'acqua, coloro che la praticano sono tenuti ad osservare l'igiene personale, il celibato e l'onestà, tra gli altri.

La forma tradizionale del giudaismo include facilmente un requisito reale di 10-15 giorni di digiuno in un dato anno facilmente tra i suoi seguaci.La giornata di digiuno dura dal tramonto di un giorno particolare fino al tramonto del giorno successivo.

I giainisti credono che il digiuno regoli le esigenze dei loro corpi, elimini il loro cattivo karma accumulato e ringiovanisca i loro spiriti. In quanto tali, fanno un punto per incorporare il digiuno nelle loro vite quotidiane. Oltre ad astenersi dal cibo e dall'acqua, i Jain sono anche tenuti ad adorare i loro dei, a servire monaci e monache Jain e ad impegnarsi in atti di carità mentre digiunano.

Una vacanza di digiuno secolare a Ginevra, in Svizzera, chiamata "Jeune

Genevois", ebbe origine nel Medioevo. Durante quel periodo, la gente dedicava alcuni giorni dell'anno al digiuno come una forma di penitenza ogni volta che vivevano epidemie, guerre e altre calamità su larga scala.

Come dimostrano questi esempi di tradizioni di digiuno, il digiuno esiste da centinaia di anni e continuerà facilmente ad essere praticato in tutto il mondo per il prossimo futuro.Anche il digiuno ha subito un'evoluzione nel corso degli anni. Sebbene la maggior parte dei professionisti lo compia come parte delle loro credenze religiose, un numero crescente di appassionati di salute ha riconosciuto i benefici del digiuno sulla propria salute.

Se non stai digiunando a causa della tua religione, allora potresti ancora praticare il digiuno in base allo stile di vita, alle preferenze personali e agli obiettivi di fitness attuali.

Per guidarti in questo, la sezione successiva di questo libro copre i vari modi semplici e moderni di digiunare che potresti considerare di fare davvero.

Capitolo 9: Attività Cruciali Prima Di Iniziare Il Programma Di Digiuno Intermittente

Il primo passo è stabilire grandi obiettivi. È davvero consigliabile avere un'idea chiara degli obiettivi che si desidera effettivamente raggiungere semplicemente.Un obiettivo non definito, come cercare di essere in salute o in forma o perdere qualche chilo, non sarà sufficiente. Dovete essere in grado di giustificare chiaramente il motivo per cui lo fate, altrimenti la frustrazione rischia di farvi desistere. Fate un piano del tipo "cosa vorreste ottenere che non potete fare in 30 giorni, 90 giorni o anche un anno solare" o "come volete essere in 30 giorni, 90 giorni o anche un anno" o "come volete sentirvi per 30 giorni, 90 giorni o anche un anno".

Pianificate il vostro tempo: rivedete il vostro programma. Spesso le persone scelgono facilmente un momento per mangiare, ma poi scoprono semplicemente di non avere davvero il tempo di consumare effettivamente il cibo in quel lasso di tempo.Sicuramente non è il modo migliore per iniziare! Inoltre, fate attenzione alle aree in cui potreste avere difficoltà a procurarvi il cibo. Se, ad esempio, siete snob, probabilmente non è la migliore idea programmare la vostra finestra veloce nel momento più lento della giornata. Se siete abituati a mangiare con la vostra famiglia, dovreste programmare la cena all'ora di pranzo. Se state decidendo la finestra dei pasti, è importante che lo facciate in modo intelligente. Questo processo deve essere il più semplice possibile per voi.

è fondamentale far parte di persone positive che stanno seguendo lo stesso percorso. Sarà davvero difficile ea volte vorrai davvero abbandonare il viaggio. facilmente Aiutare gli altri è la chiave del successo. Può essere la chiave per concludere o continuare la battaglia.

Capitolo 10: Domande Frequenti Sul Digiuno Intermittente

Non devi preoccuparti dell'atrofia muscolare a digiuno. L'industria degli integratori alimentari sostiene che è necessario consumare 60 grammi di proteine ogni poche ore, poiché questa è la quantità massima di proteine che l'organismo può elaborare allo stesso tempo. Se davvero non consumi facilmente proteine ogni 1-5 ore, i muscoli del tuo corpo collasseranno e serviranno come fonte di energia. Queste accuse non sono vere. Il corpo è in grado di mantenere i muscoli anche durante il digiuno. L'assorbimento delle proteine può anche avvenire per molte ore. Con il giusto sistema, è possibile costruire i muscoli e bruciare i grassi allo stesso tempo. Non importa se avete consumato proteine in un breve periodo di tempo o se le avete distribuite nel corso della giornata.

Capitolo 11: Non Hai Fame Di Saltare I Pasti?

Sentimenti di fame possono essere dovuti alle tue abitudini. Ad esempio, se si mangia sempre la colazione alle 8 del mattino, il corpo impara a prepararsi al cibo iniziando la preparazione dei cibi e la produzione di insulina. Dopo la fase di adattamento, il corpo inizia ad adattarsi al nuovo piano dietetico. Se sei davvero in sovrappeso e mangi spesso, potresti avere semplici problemi con il digiuno. Tuttavia, è improbabile che le loro capacità cognitive e fisiche siano realmente influenzate dal digiuno a breve termine.

E se ti piace digiunare ma non puoi allenarti a causa del tuo fitto calendario?

Tutto quello che devi veramente fare è regolare i tuoi tempi di alimentazione e digiuno.Considera il tuo stile di vita, i tuoi obiettivi e il tuo piano di formazione. Quando si esegue il 16:8 veloce, è possibile cambiare la finestra di digiuno in modo che tutti i pasti siano presi entro 8 ore di formazione, o si può avere un piccolo pasto per il pranzo. Potete anche parlare con il vostro nutrizionista o allenatore delle vostre aspettative e preoccupazioni.

Se non è possibile eseguire il protocollo 16/8 da soli, si dovrebbe passare al protocollo 24 ore. Ad esempio, ci si allena in tarda giornata e si smette di digiunare prima dell'allenamento. Si può avere un pasto più piccolo pieno di proteine e grassi. Mangiare grandi pasti e carboidrati dopo l'allenamento.

fondamentalmente Se ti alleni prima di un lavoro facile e davvero non mangi facilmente fino a pranzo, puoi facilmente iniziare a mangiare all'ora di pranzo o semplicemente prendere un integratore proteico subito dopo l'allenamento.È possibile regolare il proprio tempismo in seguito. Non pensare alle cose. Avviare e regolare le finestre gourmet e digiuno.

Capitolo 12: La Fame È Una Minaccia

Conosci la fame? Hai davvero provato la fame prima d'ora?

Non sto davvero parlando solo di quelle poche volte in cui torni facilmente a casa da un lavoro facile in realtà affamato ed esausto.Sto parlando di una vera e propria rabbia che potrebbe far sembrare un uomo come una formica davanti a una donna minuta.

Intendo il tipo di fame che farebbe sembrare la ragazza che vedi allo specchio come tua nonna quando è arrabbiata.

Quando sei a digiuno intermittente, a volte non mangi niente per 16 ore al giorno, a volte per 20 ore su 24. Sei mai stata nei panni di qualcuno che non poteva mangiare e non aveva altra scelta se non andare a letto con i crampi allo stomaco? Riesci a immaginare come trascorrono facilmente le loro notti semplicemente contando le pecore e girandosi nel letto?

La fame può facilmente farti sentire debole, stanco, riducendo facilmente il tuo grande desiderio di fare qualsiasi cosa.Quindi le prime volte più che avere un cervello più sveglio ti troverai a combattere con un cervello più stanco perché affamato. Di solito ciò accade per le prime volte, poi ci si abitua perché si impara ad utilizzare la finestra temporale per mangiare in modo da non soffrire successivamente la fame.

Insalata Di Salame In 5 Minuti

Preparazione e tempo di cottura: 5 minuti

- Olio d'oliva (2 cucchiaini)
- Aceto balsamico (1tè sp.)
- Spinaci (2 tazze)
- Avocado a dadini (1 grande)
- Fette di salame (99 g)

1. Unire ciascuno degli elementi di fissaggio in due piatti di insalata refrigerati.
2. Sfornarli e lasciarli raffreddare fino al momento di servirli.
3. Cospargere con aceto e olio per servire.

Spezzatino Di Agnello Con Patate

Ingredienti (x 6 persone):

- 1400 gr di agnello
- 1400 gr di patate
- 200 ml di vino bianco
- 1400 ml di brodo di carne
- Salvia
- 4 spicchi d'aglio
- Olio extravergine d'oliva
- Pepe nero
- Sale marino

1. Lavate l'agnello, asciugatelo, fatelo marinare in una ciotola di vino e olio e pepate.
2. Lasciatelo marinare per 20 ore. Pelate le patate, lavatele e tagliatele a pezzetti.
3. In una pentola, scaldate l'olio con l'aglio, aggiungete l'agnello, la salvia e fate rosolare.
4. Dopo la doratura, sfumate con il vino.
5. Unite le patate alla carne, aggiustate di sale, quindi unite un terzo del brodo, coprite la pentola e lasciate cuocere.
6. Man mano, aggiungete il brodo per continuare la cottura.
7. Lo spezzatino cuocerà a fuoco lento per circa 80 minuti, mescolando di tanto in tanto.

Tonno Con Pesto Cremoso

Ingredienti:

- 2 cucchiaio di pesto
- 4 cucchiaini di succo di limone
- 1/8 di cucchiaino di sale marino, a piacere
- 2 lattina piccola di tonno scolato
- 3cucchiaio di paleo maionese
- 2 cucchiaio colmo di yogurt Greco intero, yogurt al cocco/maionese

- **Salsa:**
-
- 2 cucchiaio di olio extravergine di oliva
- 2 cucchiaio di aceto di mele/succo di limone
- 1/7 di cucchiaino di pepe nero + sale

Insalata:

- 1 cetriolo, tagliato diagonalmente
- ½ di avocado a fette sottili
- 8 foglie di lattuga iceberg
- 2 pomodoro piccolo a fette

Preparazione:

1. Prepara il tonno mescolando tutti gli ingredienti in una ciotola piccola e schiacciandoli insieme con una forchetta finché non sono mischiati. Aggiungi il sale.

2. Per la salsa, aggiungi gli ingredienti in un barattolo piccolo e agita per mescolare.

3. Metti lattuga, cetriolo e pomodoro a strati in una ciotola.

4. Aggiungi il composto di tonno, l'avocado e la salsa.

Omelette Caprese A Basso Contenuto Di Carboidrati

Ingredienti:

- 2 cucchiaio pieno di parmigiano grattugiato o di altro formaggio stagionato italiano
- 2 cucchiaio di pesto
- sale marino + pepe a piacere
- 6 uova grandi
- 2 cucchiaio di burro/burro chiarificato
- 1/3 di tazza di pomodori ciliegino a metà
- 5-10 foglie di basilico sminuzzate
- 4 fette di mozzarella fresca

Preparazione:

1. In una ciotola sbatti le uova con 1 cucchiaio d'acqua.
2. Scalda il burro in una padella di ceramica antiaderente a fuoco basso.
3. Versa le uova nella padella spingendo i bordi cotti verso il centro, cuoci e inclina la padella di modo che le uova non cotte raggiungano la parte calda.
4. Quando le uova sono solide in cima, metti metà dei pomodori, il parmigiano, il basilico e la mozzarella su una metà delle uova.
5. Piega a metà e metti su un piatto.
6. Cospargi con il pesto e aggiungi il resto dei pomodori.
7. Facoltativo: aggiungi aceto balsamico o olio d'oliva. Servi subito.

Salmone Con Asparagi E Salsa Olandese

Ingredienti:

- 2 cucchiaio di succo di limone
- sale e pepe
- un pizzico di aglio in polvere, pepe di cayenna, cipolla in polvere/paprika
- un po' d'acqua se è troppo denso
- 2 cucchiaio di olio di avocado/burro chiarificato/olio extravergine di oliva
- 4 filetti piccoli di salmone
- alcuni asparagi
- 4 tuorli
- 12 cucchiai di burro senza sale/burro chiarificato sciolto

Preparazione:

60

1. Scalda l'olio a fuoco medio-alto in una padella di ghisa.
2. Condisci il salmone con sale e pepe e metti in padella con la pelle verso il basso.
3. Rosola per 5-10 minuti finché il salmone non è più attaccato al fondo della padella.
4. Gira e continua a rosolare per altri 5-10 minuti.
5. Gira. Metti gli asparagi in padella, cuoci per 5-10 minuti girandoli un paio di volte. Metti da parte.
6. Per la salsa olandese, scalda il burro a fuoco medio finché non si scioglie e fa le bolle.
7. Poi toglilo.
8. Metti le uova in un frullatore con il succo di limone e il pepe di cayenna. Frulla per 90 secondi, finché non si rompono i tuorli.

9. La salsa dovrebbe avere la giusta densità. Se è troppo densa, aggiungi un po' d'acqua e frulla di nuovo.
10. Condisci con sale, pepe e pepe di cayenna.
11. Versa sopra il salmone e gli asparagi e servi.

Frullato Di Velluto Rosso

- 2 barbabietola, piccola, cotta
- 4 cucchiai. cacao
- ½ cucchiaino di puro estratto di vaniglia
- Stevia liquida, per dolcificare
- 4 tazze di latte di mandorle non zuccherato, vaniglia
- 4 tazze di cubetti di ghiaccio
- 5-10 fette di avocado, sbucciato, snocciolato, affettato

1. Aggiungere tutti gli ingredienti nel frullatore e frullare fino a che liscio.

Pancake Keto Con Crema Di Lamponi

Ingredienti:

- 2 cucchiaio di polvere di stevia
- ½ cucchiaino di sale
- 6 cucchiai di olio di cocco
- 8 uova grandi
- ½ tazza di latte di mandorle non zuccherato
- ½ tazza di farina di mandorle
- 3 cucchiaino di lievito per dolci
- 4 cucchiaino di estratto di vaniglia, senza zucchero

Preparazione:

1. Mescolare in una ciotola capiente la farina di mandorle, il lievito, la polvere di stevia e il sale.
2. A poco a poco, aggiungere il latte e sbattere per 1-5 minuti.
3. Infine, aggiungere, una alla volta le uova e l'estratto di vaniglia.
4. Continuare a mescolare energicamente fino a formare un composto liscio e omogeneo.
5. Sulla piastra termica o in una grande padella antiaderente versare un po' di olio di cocco e scaldarlo a fuoco medio-alto.
6. Aggiungere ½ di tazza di pastella e cuocere per circa 1-5 minuti, fino a quando non diventerà soda e dorata.
7. Capovolgere e cuocere con cura per un altro minuto.
8. Servire immediatamente

Chili Di Fagioli Bianchi E Pollo Con Verdure Invernali (4-6 Porzioni)

INGREDIENTI

- 2grande patata bianca, sbucciata e tagliata a pezzi
- 2tazza di cavoletti di Bruxelles tritati
- 4tazze di brodo di pollo o vegetale
- 2lattina da 15 once di fagioli bianchi piccoli
- 4 cucchiai di olio d'oliva
- 2 cipolla piccola, tritata
- 2porro, sciacquato e tritato
- 2peperoncino jalapeño, con semi e tagliato a dadini
- 4 spicchi d'aglio, tritati
- 2cucchiaio di cumino macinato
- 2cucchiaino di origano secco
- Pizzico di fiocchi di pepe rosso schiacciato (opzionale)

- 4tazze di petto di pollo cotto e tagliuzzato
- 2tazza di latte

ISTRUZIONI

1. Scaldare l'olio d'oliva in una grande pentola a fuoco medio.

2. Aggiungere la cipolla, il porro e il jalapeño e cuocere per circa 10-15 minuti, finché la cipolla e il porro sono traslucidi e morbidi.

3. Aggiungere l'aglio e le spezie alla padella e cuocere, mescolando, per un altro minuto.

4. Aggiungere la patata, i cavoletti di Bruxelles, il brodo, i fagioli bianchi e il pollo nella pentola.

5. Cuocere a fuoco lento per 40 minuti, fino a quando i pezzi di patata sono teneri.

6. Aggiungere il latte e riscaldare fino a quando è molto caldo.

7. Servire caldo con guarnizioni a piacere.

Conclusione

Dopo aver letto fin qui, credo davvero che tu ora capisca semplicemente perché il digiuno è il segreto della longevità.Tuttavia, non concluderò questo libro finché non ti darò consigli su come controllare la tua fame, soprattutto se decidi di iniziare il digiuno ora che sei consapevole dei suoi benefici.

Il tuo appetito ha uno scopo! Ti tiene in vita segnalandoti quando sei veramente affamato, ma non tutti i segnali della fame sono utili.Di tanto in tanto, ti sentirai affamato una o due ore dopo un pasto abbondante e la vista del tuo cibo preferito può farti brontolare lo stomaco, anche se non hai fame. Pertanto, perché dovresti sentire fame se non sei in pericolo imminente di soffrire la fame?

I veri segnali di fame del tuo corpo non si sono evoluti per accogliere la costante disponibilità di cibo facilmente fornita dalla vita moderna.E il tuo cervello non ha sviluppato la capacità di distinguere tra fame genuina e fame indotta dal cibo disponibile.

Per superare la fame, vorrai sviluppare nuove risposte ai tuoi segnali di fame, cambiando ciò che mangi o come reagisci ai dolori della fame.

www.ingramcontent.com/pod-product-compliance
Lightning Source LLC
Chambersburg PA
CBHW060701030426
42337CB00017B/2704